TRASTORNOS TIROIDEOS: LA GUÍA DEFINITIVA

Gema P.Almécija

Primera edición: Agosto 2015

<u>Índice</u>

1

Qué es el tiroides

El tiroides es una glándula en forma de mariposa ubicada en el cuello, justo arriba de la clavícula. Es una de las glándulas endocrinas que producen hormonas. Las hormonas tiroideas controlan el ritmo de muchas actividades del cuerpo. Éstas incluyen la velocidad con la que se queman calorías y cuán más rápido late el corazón. Todas estas actividades componen el metabolismo del cuerpo.

Los problemas tiroideos, se enumeran a continuación y se irán explicando a lo largo de este libro:

*Hipotiroidismo: Cuando la glándula tiroides no produce suficiente hormona tiroidea.

*Hipertiroidismo: Cuando la glándula tiroides produce más hormona tiroidea de lo que su cuerpo necesita.

*Bocio: Agrandamiento de la tiroides.

*Nódulos: Bultos en la tiroides.

*Tiroiditis: Hinchazón de la tiroides.

*Cáncer de tiroides

2

Qué es el metabolismo

Muchas personas usan el término metabolismo sin saber en realidad de qué se trata. En general, se lo suele asociar a la obesidad y se lo culpa por no poder lograr bajar esos kilos de más, aunque no es exactamente así.

El metabolismo es un conjunto de procesos físicos y químicos que ocurren en las células, que convierten a los nutrientes de los alimentos en la energía necesaria para que el cuerpo cumpla con todas sus funciones vitales, como respirar, hacer la digestión, permitir la circulación, mantener la temperatura corporal y eliminar los desechos a través de la orina y las heces. Esto quiere decir que no sólo utilizamos esa energía para movernos y pensar, sino también cuando estamos en reposo.

Cuando comemos un alimento, unas moléculas del sistema digestivo denominadas enzimas descomponen las proteínas en aminoácidos, las grasas en ácidos grasos y los hidratos de carbono (carbohidratos) en azúcares simples (como la glucosa). Estos compuestos son absorbidos por la sangre, que los lleva a las células en donde otras enzimas aceleran o regulan las reacciones químicas necesarias para "que se metabolicen" o sea, que procesen de modo que se libere o se almacene la energía.

Más específicamente, en el metabolismo intervienen dos tipos de actividades: la fabricación de tejidos corporales y la creación de reservas de energía (conocida como anabolismo o metabolismo constructivo) y la descomposición de tejidos corporales y de reservas de energía para obtener el combustible necesario para las funciones corporales. La velocidad y el sentido en que se producen esos procesos metabólicos están regulados por distintas hormonas que se fabrican por el sistema endocrino, como la tiroxina (que se produce en la glándula tiroides) y la insulina (que se produce en el páncreas).

A veces, el sistema metabólico falla y ocurren los llamados transtornos o enfermedades metabólicas, algunas se pueden heredar. La mayoría suceden porque hay enzimas u hormonas que se concentran de manera anormal en la sangre o no funcionan correctamente. Lo que sucede es que hay ciertas sustancias químicas que si no se pueden metabolizar o que si se metabolizan mal pueden causar síntomas graves. Por eso, los problemas del metabolismo deben tratarse y controlarse.

3

Cómo se analiza el tiroides

Para analizar el tiroides, existen varios tipos de pruebas y aquí vamos a explicar las más habituales e importantes:

*Muestra de sangre→ Por norma general, un profesional de la salud extraerá la muestra de sangre desde una vena. Si se trata de un lactante, lo más probable es que le extraigan la muestra de sangre punzándole el talón con una pequeña aguja o lanceta. Para los demás, cuando es desde una vena, se limpia la superficie de la piel con un antiséptico y se coloca una goma elástica (que hace de torniquete) en la parte superior del brazo para ejercer presión y conseguir que las venas se hinchen y se llenen de sangre. A continuación, se inserta una aguja en el interior de una vena (generalmente en la cara interna del codo o en el dorso de la mano) y la sangre se extrae y se recoge en un vial o en una jeringuilla.

Después del procedimiento, se retira la goma elástica. Una vez recogida la sangre, se extrae la aguja y se cubre la zona con un trocito de algodón para detener el sangrado y luego se coloca una tirita o pequeño vendaje. La extracción de sangre para llevar a cabo esta prueba sólo dura unos pocos minutos.

*Ultrasonido→ Las imágenes por ultrasonido, también denominadas exploración por ultrasonido o ecografía, involucran el uso de un pequeño transductor (sonda) y un gel para ultrasonido para la exposición del cuerpo a ondas acústicas de alta frecuencia. El ultrasonido es seguro y no doloroso, y produce imágenes del interior del organismo usando ondas de sonido. Las examinaciones por ultrasonidos no utilizan radiación ionizante (como se usa en los rayos X). debido a que las imágenes por ultrasonido se capturan en tiempo real, pueden mostrar la estructura y el movimiento de los órganos internos del cuerpo, como así también la sangre que fluye por los vasos sanguíneos.

Las imágenes por ultrasonidos es un examen médico no invasivo que ayuda a los médicos a diagnosticar y tratar condiciones médicas.

El ultrasonido de tiroides produce imágenes de la glándula tiroides y estructuras adyacentes en el cuello.

La glándula tiroides produce la hormona tiroidea que ayuda a regular una variedad de funciones corporales, incluyendo la velocidad del latido de su corazón. Es muy común que en sus tiroides se desarrollen áreas irregulares o nódulos que pueden, o no, ser evidentes en la superficie de la piel. Aproximadamente entre el 5 al 10% de los adultos tienen bultos en sus tiroides que el médico puede identificar en un examen. Estos son denominados nódulos palpables. El ultrasonido es muy sensible y detecta muchos nódulos que pueden ser palpados. De hecho, en ciertos grupos etarios, se pueden observar nódulos por ultrasonido hasta un 70% de los adultos. La gran mayoría de estos nódulos son regiones benignas del tejido tiroideo que no representan un riesgo a la salud. Una minoría de estos nódulos son realmente tumores de la tiroides y podrían requerir de un diagnóstico más exhaustivo o tratamiento.

Para el examen por ultrasonido debes vestirte con prendas cómodas y sueltas. Quizás tengas que quitarte toda la vestimenta y las joyas de la zona a examinar. Es posible que te pidan que uses una bata durante el procedimiento. No se requiere preparación adicional.

*Gammagrafría de tiroides: Antes de esta prueba, pueden solicitarte que no comas nada después de la medianoche del día anterior al examen. Debes comentarle al médico si estás tomando algún medicamento, incluidos fármacos para la tiroides y cualquier cosa que contenga yodo. Es posible que sea

necesario cambiar la dosificación de estos fármacos.
Debes quitarte las joyas, prótesis dentales y otros
metales porque pueden interferir con la imagen que se
obtengan en esta prueba.

El examen se realizará de la siguiente manera:

1. Te administrarán una píldora que contiene yodo
   radiactivo. Después de tragarla, debes esperar
   hasta que el yodo se acumule en la tiroides.
2. La primera gammagrafía generalmente se hace de 4
   a 6 horas después de ingerida la píldora de yodo.
   Por lo regular, se toma otra gammagrafía 24 horas
   después. Durante la gammagrafía, debes acostarte
   boca arriba en una mesa móvil, con el cuello y el
   pecho ubicados bajo el escáner. Deberás
   permanecer quieto para permitir que el escáner
   obtenga una imagen nítida.
3. El escáner detecta la localización y la intensidad de
   los rayos emitidos por el material radiactivo. Un
   ordenador muestra imágenes de la glándula
   tiroides.

4

Hipotiroidismo

*¿Qué es?: El hipotiroidismo es una afección en la que la glándula tiroides tiene un funcionamiento anómalo y produce muy poca cantidad de hormona tiroidea. Cuando las hormonas tiroideas disminuyen, la secreción de tirotropina o TSH (que regula la secreción de hormona) aumenta, en un intento de conseguir que el tiroides trabaje al máximo para recupera el nivel de hormonas tiroideas, situación que no se consigue.

En consecuencia, el hipotiroidismo se caracteriza por una disminución global de la actividad orgánica que afecta a funciones metabólicas, neuronales, cardiocirculatorias, digestivas, etc.

*Síntomas: La instauración es habitualmente lenta y progresiva. Los síntomas del hipotiroidismo se relacionan con una disminución en la actividad funcional de todos los sistemas del organismo; son sutiles y graduales, y pueden ser confundidos con una depresión. Los más característicos son:

-Las expresiones faciales son toscas, la voz es ronca y la dicción (forma de emplear las palabras para formar oraciones) es lenta.

-Los párpados están caídos, los ojos y la cara ofrecen un aspecto hinchado y abultado.

-Muchas personas aumentan de peso y tienen estreñimiento.

-Algunos son incapaces de tolerar el frío.

-El cabello se vuelve ralo, áspero y seco, y la piel cambia a áspera, gruesa, seca y escamosa. También las uñas se ven afectadas y son quebradizas y débiles.

-En muchos casos, se desarrolla el síndrome del túnel carpiano, que provoca hormigueo o dolor en las manos.

-El pulso se vuelve más lento, las palmas de las manos y pies aparecen un poco anaranjados (carotenemia).

-Algunas personas, sobre todo la gente mayor, se vuelven olvidadizas y parecen confusas o dementes.

Si no se trata puede llegar a un caso extremo produciendo un coma mixedematoso. Es poco frecuente, y tiene lugar cuando el nivel de la hormona T4 es extremadamente bajo. Se caracteriza por:

-Temperatura por debajo de lo normal.

-Disminución de la respiración.

-Presión arterial baja.

-Glucemia baja.

-Falta de reacción o respuesta.

En caso de que el hipotiroidismo lo padezca un recién nacido, los signos más característicos son:

-Cara de apariencia hinchada.

-Mirada triste.

-Lengua larga que sobresale de la boca.

Cuando se trata de una embarazada existen unos síntomas que distinguen el hipotiroidismo de las complicaciones normales del embarazo:

-Problemas oculares.

-Temblores de manos.

-Hipertensión arterial.

-Bocio.

-Debilidad muscular.

-Defecación más frecuente.

-Separación de las uñas del lecho ungueal.

*Tipos de hipotiroidismo:

1. Hipotiroidismo primario:

-*Déficit de yodo. Disgenesia tiroidea*: El déficit de yodo es la causa más frecuente de hipotiroidismo congénito, agenesia o disgenesia tiroidea y defectuosa síntesis hormonal. La disgenesia tiroidea se asocia con mutaciones en los genes PAX8 y factores de transcripción tiroidea. Se han descrito mutaciones génicas que afectan a los factores de transcripción que necesita la diferenciación de la TSH hipofisaria.

-*Tiroiditis autoinmune:* Anticuerpos bloqueadores antirreceptor de TSH atraviesan la placenta de una madre con tiroiditis crónica autoinmune y pueden inducir agenesia tiroidea en el embrión, aunque lo más frecuente es que sólo cause un hipotiroidismo transitorio.

La tiroiditis crónica autoinmune (TCA) es la causa más frecuente de hipotiroidismo adquirido; existe una variante con bocio conocida como tiroiditis de Hashimoto, que se caracteriza por infiltración linfocítica masiva del tiroides y algún grado de fibrosis; el bocio suele ser difuso, aunque no es infrecuente la presencia de un bocio multinodular. Existe una variante atrófica con predominio de la fibrosis, aunque también existe infiltración linfocítica; es más frecuente que la variante con bocio. La TCA puede presentarse con normofunción tiroidea e incluso muchas veces existe una fase transitoria de hipertiroidismo, que se ha denominado "hashitoxicosis".

Factores genéticos y ambientales tienen importancia en el desarrollo de la enfermedad, que tiene una alta incidencia familiar y es mucho más frecuente en las mujeres. Parece existir una base poligénica, estando ligado el trastorno a varios locis genéticos en las familias afectas. La TCA es más frecuente en áreas geográficas de mayor ingesta de yodo, que se cree puede aumentar la antigenicidad de la tiroglobulina.

La determinación de autoanticuerpos tiroideos circulantes confirma el diagnóstico de TCA; los antimicrosomales o antiperoxidasa tiroidea (TPO) están presentes hasta en el 95% de los casos, mientras que los anticuerpos antitiroglobulina sólo un 60%; la presencia de anticuerpos TPO se asocia con mucha mayor frecuencia con un aumento significativo de la TSH sérica.

La TCA puede estar presente en el seno de los síndromes de deficiencia poliglandular autoinmune, con hipoparatiroidismo, insuficiencia suprarrenal y candidiasis mucocutánea en el tipo 1, y en el tipo 2 que incluye insuficiencia suprarrenal, diabetes tipo 1 e insuficiencia ovárica primaria, pero además la TCA puede asociarse con otros trastornos autoinmunes no endocrinos, como por ejemplo vitíligo, gastritis atrófica y anemia perniciosa.

La tiroiditis silente o no-dolorosa y la tiroiditis postparto son variantes de la TCA y se caracterizan por un episodio autoinmune intenso pero transitorio, que coincide con la presentación clínica a veces de un episodio reversible de hipertiroidismo seguido por hipotiroidismo; suelen cursar con títulos elevados de anticuerpos TPO. Las mujeres con tiroiditis postparto pueden tener episodios recurrentes en futuros embarazos y en un 25% de casos puede darse hipotiroidismo permanente.

-*Tiroiditis subaguda*: El hipotiroidismo puede existir también en la fase tardía de una tiroiditis subaguda, generalmente transitoria, y puede ser consecuencia de una tiroidectomía, tratamiento con I-131, radioterapia externa o por procesos infiltrativos.

-*Ablación tiroidea*: La tiroidectomía total produce hipotiroidismo franco en un mes, la tiroidectomía subtotal en un 40%, en la cirugía por nódulo tóxico la incidencia de hipotiroidismo no sobrepasa el 15%, en todo caso es importante señalar que a veces se produce hipotiroidismo inmediatamente después de la cirugía y muchos de ellos no son permanentes, regresando a normofunción tiroidea en unos 6 meses.

El hipotiroidismo por I-131, utilizado en el tratamiento de la enfermedad de Graves, tiene una incidencia alta que puede llegar hasta el 70% (según dosis administrada); en el tratamiento del nódulo tóxico es menor del 10%. La radioterapia externa de cabeza y cuello por distintos tumores malignos tiene riesgo de desarrollar hipotiroidismo (25-50%).

El hipotiroidismo puede ser también inducido por procesos infiltrativos de la glándula como amiloidosis, linfomas, cistinosis o por hierro en casos de hemocromatosis.

-Defectos en la biosíntesis de hormonas tiroideas:
Algunos hipotiroidismos están en relación con defectos en la biosíntesis de hormonas tiroideas, existen defectos congénitos que incluyen alteración del transporte de yodo, defecto de peroxidasa que impiden la organificación del yodo y su incorporación a la tiroglobulina, alteración del acoplamiento de las

tirosinas yodadas a T3 o T4, ausencia o déficit de la deyodinasa de las yodotironinas y el yodo no se puede conservar en la glándula, y por último sobreproducción de proteínas yodadas anómalas que son inactivas.

El hipotiroidismo puede estar inducido por fármacos, por ejemplo los antitiroideos, el litio interfere con liberación de la T4 con aumento transitorio de la TSH y con posibilidad de producir hipotiroidismo permanente si existe una TCA previa, el interferón puede activar la autoinmunidad tiroidea produciendo hipo o hipertiroidismo que suele remitir al suprimir el fármaco, la amiodarona antiarrítmica que contiene gran cantidad de yodo puede inducir hipo o hipertiroidismo.

Debe tenerse en cuenta también el papel de distintos bociógenos naturales como los flavinoides, el resorcinol, los grelos y otro bociógenos sintéticos.

El exceso de yodo inhibe su organificación. Normalmente la glándula escapa de este defecto inhibiendo el transporte de yodo, pero si existe tiroidopatía subyacente falla el fenómeno de escape y se produce hipotiroidismo. El exceso de yodo puede estar contenido en la dieta o en medicaciones como el yoduro potásico, vitaminas, antisépticos tópicos, gargarismos como yodo povidona, contrastes radiográficos y la referida amiodarona, que induce mayor tasa de hipotiroidismo en las áreas con más ingesta yodada.

2. Hipotiroidismo central

Existe un hipotiroidismo secundario por déficit de TSH hipofisiaria y un hipotiroidismo terciario o hipotalámico por déficit de la hormona liberadora de TSH. Algunos prefieren utilizar el término de hipotiroidismo central para englobar a los hipotiroidismos hipotálamo-hipofisarios porque a veces las alteraciones se dan en ambas localizaciones, por otra parte la prueba de estímulo de TSH con TRH no es nada definitiva para aclarar el lugar de la lesión.

El hipotiroidismo central puede ser congénito en relación con hipoplasia hipofisaria, displasia basal septo-óptica, encefalocele o quiste de la bolsa de Rathke.

Pueden darse también, aunque es raro, defectos funcionales en la biosíntesis y liberación de la TSH en relación con mutaciones en genes que modifican los receptores de TRH, beta-TSH o del Pit-1, que es un factor de transcripción hipofisario específico de las células somatotropas, lactotropas y tirotropas.

Fármacos como la dopamina y los glucocorticoides pueden inhibir directamente la TSH hipofisaria; también cuando se suprime un tratamiento con T4 puede encontrarse una inhibición funcional transitoria de la TSH.

Tumores como el adenoma hipofisario, craneofaringiomas, meningiomas, disgerminomas, gliomas o metástasis en el área hipotalámica pueden causar hipotiroidismo, que también se pueden dar postcirugía o radioterapia de tumores hipofisarios o cerebrales. En traumatismos craneoencefálicos a veces se encuentra también déficit de TSH.

Causas vasculares como es la necrosis isquémica hipofisaria postparto, hemorragias, aneurisma de la carótida interna y procesos infecciosos, abscesos, tuberculosis, sífilis, toxoplasmosis o infiltrativos como las sarcoidosis, histiocitosis y hemocromatosis pueden originar hipotiroidismo central.

La hipófisis linfocítica crónica es una enfermedad autoinmune que puede asociarse en el seno de un síndrome poliglandular autoinmune y ocurrir en mujeres durante el embarazo o postparto, originando hipopituitarismo y una imagen que se parece a una adenoma hipofisario.

3- Síndrome de resistencia periférica a la acción de las hormonas tiroideas.

Se caracteriza por niveles elevados de T3 y T4 y TSH no suprimida. Se ha hablado de resistencia generalizada a las hormonas tiroideas o de resistencia hipofisaria selectiva o de resistencia periférica, esta clasificación se basaba exclusivamente en aspectos clínicos. Se trata de un trastorno genético con herencia autosómica dominante, que afecta por igual a ambos sexos y en estos casos se encuentran mutaciones en el receptor beta de las hormonas tiroideas; se sabe de más de 100 mutaciones diferentes. En la mayoría de los casos el exceso de producción hormonal parece compensar adecuadamente la resistencia, por lo cual la situación es de normotiroidismo y no precisa ningún tratamiento.

En los casos en que es evidente la existencia de hipotiroidismo deben tratarse con dosis altas de T4, que a veces alcanzan dosis 10 veces mayores de las habituales.

En ocasiones es preciso acudir a una tiroidectomía y tratamiento sustitutivo posterior con T4 para evitar el crecimiento del bocio.

*Tratamiento: Este problema requiere terapia de por vida. El tratamiento del hipotiroidismo consiste en la reposición de la hormona tiroidea T4. La terapia sólo sustituye la hormona T4 y no la T3, puesto que en condiciones normales la mayoría d   qqqe la T3 presente en el organismo procede de la modificación de la T4.

El medicamento que se usa con mayor frecuencia es la levotiroxina. Se prescribirá la menor dosis posible que restablezca los niveles normales de esa hormona.

Hay que seguir una serie de pautas a la hora de abordar el tratamiento del hipotiroidismo con esta medicación:

-Si se cambia de marca, hay que informar al médico.

-Algunos cambios en la alimentación pueden afectar a la absorción del medicamento, sobre todo si es una dieta rica en soja o fibra.

-Es mejor ingerir el medicamento en ayunas.

-No se debe tomar junto con calcio, hierro, multivitaminas, antiácidos de hidróxido de aluminio ni colestipol.

Se debe informar al médico en caso de síntomas que evidencien el incremento de la actividad del tiroides:

-Pérdida de peso rápida.

-Inquietud o temblores.

-Sudoración.

En caso de hipotiroidismo de causa autoinmune es posible que vaya asociado a alteraciones en otras glándulas, de manera que será preciso tratar también esas alteraciones.

En caso de coma mixedematoso se debe administrar hormona tiroidea por vía intravenosa y medicamentos esteroides.

Es muy importante instaurar un buen tratamiento del hipotiroidismo en los niños, ya que estas hormonas son imprescindibles para el crecimiento y para un desarrollo mental normal.

No hay que olvidar mantener una dieta equilibrada, puesto que el hipotiroidismo provoca una tendencia a aumentar de peso. Por ello, es conveniente seguir una dieta baja en grasa y rica en frutas y verduras.

5

Hipertiroidismo

*¿Qué es?: El hipertiroidismo, o tirotoxicosis, consiste en una hiperactividad de la glándula tiroides, que segrega unas hormonas llamadas tiroideas que estimulan el metabolismo basal celular. El exceso de producción de tales hormonas en el hipertiroidismo conlleva un aumento del metabolismo basal. Afecta a un 1% de las mujeres y a un 0,1% de los hombres.

El aumento del metabolismo basal es consecuencia del exceso de producción de las hormonas metabólicas, que son la T4 (tiroxina) y la T3 (triyodotironina). Estas dos hormonas se producen normalmente en el tiroides, localizado en el cuello justo debajo de la nuez. Muchas de las personas con aumento del metabolismo o hipertiroidismo presentan un aumento del tamaño del tiroides, conocido como bocio. Sin embargo, no todas las personas con bocio tienen un incremento de su metabolismo.

*Tipos de hipertiroidismo:

1. Bocio tóxico difuso: Es el más frecuente. También es conocido como enfermedad de Graves-Basedow, se presenta fundamentalmente en gente joven, aunque se puede ver también en ancianos.

Toda la glándula se encuentra casi siempre ligeramente aumentada de tamaño. La mayoría de la gente que presenta este trastorno suele tener diferentes tipos de alteraciones oculares: desde leve sequedad e irritación de los ojos, hasta una característica protrusión de uno o ambos globos oculares, con dificultad para cerrar los párpados y, en ocasiones, incluso visión doble. Estos problemas son más frecuentes en personas fumadoras.

2. Bocio nodular tóxico: Este tipo se observa más en gente anciana. La glándula tiroides tiene habitualmente una superficie áspera de morfología irregular.

En algunas ocasiones el aumento de metabolismo está causado por un tumor, casi siempre benigno, en esta glándula.

Esta enfermedad no suele asociarse con problemas oculares.

3. Tiroiditis subaguda: Esta enfermedad, conocida como tiroiditis de De Quervain se produce debido a una inflamación del tiroides, habitualmente producida por una infección viral. Dicha inflamación da lugar a una mayor liberación de las hormonas tiroideas, lo que desencadena los síntomas de hipertiroidismo de forma temporal, así como un aumento de tamaño y sensibilidad dolorosa de la glándula. Después de este episodio inicial, puede existir un período en el que la glándula esté "hipofuncionante" (metabolismo por debajo de lo normal), aunque la mayor parte de la gente recupera si actividad normal en un período de seis meses.

*¿Por qué se adquiere?: Las causas de hipertiroidismo no son del todo conocidas, aunque se presume que existen factores tanto hereditarios como ambientales que pueden influir en ella.

Además de las infecciones, parece probable que tengan cierto papel algunos factores ambientales como el tabaco, el estrés, o algunos medicamentos como por ejemplo la amiodarona (fármaco utilizado para controlar algunas arritmias del corazón que puede causar trastornos del tiroides), así como la ingestión de cantidades de yodo demasiado altas o demasiado bajas.

*Síntomas:

-Nerviosismo, inquietud

-Temblor distal en las manos

-Taquicardias (corazón acelerado)

-Intolerancia al calor y sensación de calor excesivo

-Piel caliente y sudorosa

-Aumento de apetito y sin embargo pérdida de peso

-Cansancio generalizado

-Dolores musculares y fatiga muscular

-Heces de consistencia líquida frecuentes

-Alteraciones de la menstruación

*Tratamiento:

1. Tratamiento médico (con medicamentos): La producción de las hormonas tiroideas se reduce o anula mediante fármacos antitiroideos, como el Carbimazol o el Propiltiouracilo. Si los síntomas son muy molestos, puede administrarse un betabloqueante (propanonol) durante un tiempo, hasta que vaya haciendo efecto la administración del antitiroideo.

Habitualmente, el metabolismo vuelve a la normalidad al mes o los dos meses, dependiendo del tipo de enfermedad que causó el aumento de metabolismo.

En el bocio tóxico difuso, el médico intentará terminar el tratamiento en uno o dos años. Sin embargo, es necesario realizar un análisis de sangre con cierta periodicidad ya que alrededor de un 50% de los pacientes tiene recurrencias en estos dos años.

En el bocio nodular tóxico, el tratamiento es de por vida, necesitando aquí un seguimiento periódico para controlar la dosis de medicación necesaria.

2.Cirugía: Se ofrece esta opción generalmente a los jóvenes con un aumento del tamaño del tiroides.

Se extirpa la mayor parte de la glándula (tiroidectomía subtotal). Tras la operación la recuperación es completa en la mayoría de los pacientes, si bien existe un pequeño porcentaje en los que la enfermedad es recurrente (de un 1-3% en el primer año tras la cirugía y un 1% en los siguientes).

Tras la cirugía, un pequeño porcentaje de pacientes desarrollará un hipotiroidismo, en ocasiones sólo temporal. Como el hipotiroidismo es más fácil de tratar que el hipertiroidismo, existe cierta tendencia a quitar más glándula de la necesaria durante la intervención para, de esta forma, minimizar las posibilidades de recurrencia de la enfermedad en el futuro.

Las personas que desarrollen un hipotiroidismo definitivo tras la intervención deberán tomar de por vida tratamiento sustitutivo con pastillas de tiroxina.

3. Tratamiento con yodo radioactivo: El yodo radioactivo es un tipo de tratamiento realmente cómodo y seguro. Se ofrece normalmente a las mujeres tras la menopausia y a los hombres con edades superiores a 40 o 50 años.

El tratamiento se lleva a cabo de forma ambulatoria y consiste en la ingestión de una bebida compuesta de una solución de yodo radioactivo. Debido a las precauciones que deben tomarse con el manejo de sustancias radioactivas, debe realizarse en centros especializados.

El metabolismo vuelve a la normalidad en pocos meses, o incluso en semanas.

Un paciente de cada cinco tratados con yodo radioactivo desarrolla hipotiroidismo, por lo que es necesario realizar controles de sangre periódicos (al menos una vez al año).

En ocasiones, los pacientes con problemas oculares pueden empeorar al aplicarse este tratamiento. Este problema puede tratarse con corticoides durante un período de tiempo limitado, y, si la protrusión es muy incómoda, puede optarse por la cirugía.

6

Bocio

¿Qué es?: Se denomina bocio al aumento del tamaño del tiroides, que como ya sabemos es una glándula endocrina situada en la parte anterior del cuello, por debajo y a los dos lados de la tráquea y de la parte posterior de la laringe. Su función es la síntesis de hormona tiroidea, que desempeña un papel importante en la regulación del metabolismo.

Tipos:

1. Bocio simple: Aumento del tamaño de la glándula tiroides que no se acompaña de hipertiroidismo, hipotiroidismo, proceso neoplásico (cáncer), inflamatorio o autoinmune. También se llama bocio no tóxico o normofuncionante.

2. Nódulo tiroideo: Es toda masa del tiroides de consistencia distinta a la glándula normal. Un nódulo tiroideo puede aparecer por muchas enfermedades diferentes, desde patologías benignas sin mayor trascendencia hasta cáncer de tiroides.

3. Bocio nodular tóxico: Agrandamiento del tiroides debido a la presencia en éste de varios nódulos, los cuales, además, producen un exceso de hormona tiroidea. El bocio nodular tóxico crece a partir de un bocio simple, y se presenta con mayor frecuencia en personas de edad avanzada.

*Clasificación: El bocio se clasifica en función de éstos parámetros:

-Tamaño: el bocio se clasifica desde grado 0 (ausencia de bocio) hasta grado 4 (bocio gigante), pasando por grados intermedios.

-Forma: bocio difuso, nodular o multinodular.

-Criterios epidemiológicos: bocio endémico (se produce en una determinada región en la que la prevalencia del bocio es relativamente alta como ausencia del déficit de yodo), o esporádico (no se produce en una población particular).

-Causa: qué produce el bocio.

-Funcionalidad: bocio funcionante o no funcionante.

*Causas del bocio: Aunque son muchas las causas que pueden producir la aparición de bocio, el mecanismo concreto por el que se produce el aumento de tamaño del tiroides continúa siendo desconocido. Se ha comprobado que la mayoría de los pacientes tienen alteraciones sutiles de la formación de hormona. Esta incapacidad del tiroides para producir o secretar hormonas, junto a un nivel normal o alto de TSH, llevarían a un agrandamiento de la glándula en un intento de compensación.

Las principales causas conocidas de bocio son:

-_Déficit de yodo_: es la causa de bocio más frecuente. Se calcula que en torno a 1.000 millones de personas en el mundo se encuentran en riesgo de padecer déficit de yodo, al vivir en zonas donde el porcentaje de bocio en la población general es mayor del 10%.

-_Inflamación del tiroides_: por diferentes causas → tiroiditis, infecciones, radiación.

-_Bociógenos_ (sustancias que pueden favorecer la aparición de bocio): aniones monovalentes, tabaco, litio, yodo, sulfonilureas, salicilatos, aceites de soja, de girasol, de nueces, de cacahuete…

-*Enfermedad tiroidea autoinmune*: tiroiditis de Hashimoto y enfermedad de Graves-Basedow.

-*Alteraciones congénitas*: ya están presentes desde el nacimiento.

-*Enfermedades infiltrativas*: tiroiditis de Riedel, amiloidosis, hemocromatosis.

-*Tumores*: benignos y malignos.

-*Pubertad, embarazo*.

-*Otras causas*: acromegalia, anticonceptivos orales, mola hidatiforme...

*Epidemiología: La prevalencia del bocio es variable en función de cada zona geográfica. En las zonas endémicas la prevalencia es mayor (más del 10% de la población tiene bocio, debido generalmente a un déficit de yodo), mientras que en las zonas no endémicas la prevalencia es más baja (oscila entre un 3-7%)

El bocio es más frecuente en las mujeres, probablemente por la mayor prevalencia de enfermedades autoinmunes y el aumento de las necesidades de yodo en la gestación y de estrógenos durante la adolescencia. Por último, hay que recalcar que el tiroides aumenta el tamaño con el paso de los años, de tal modo que sobre la octava década de la vida muchas personas tienen bocio por la presencia en el tiroides de uno o varios nódulos tiroideos.

Síntomas: La mayoría de los pacientes no presentan síntomas en el momento del diagnóstico, y la presencia de bocio se descubre de manera casual durante una exploración física realizada por otro motivo. En otras ocasiones, el paciente acude a su médico por notarse en la cara anterior del cuello la aparición de un bulto o tumoración, de tamaño variable, que puede ser o no doloroso por palpación.

La complicación más frecuente del bocio, cuando éste presenta gran tamaño, es la comprensión de las estructuras vecinas que se encuentran en el cuello, provocando así en el paciente síntomas como dificultad para respirar, tos irritativa, dificultad para tragar, ronquera o cambios en la voz. A pesar de todo, estos síntomas no son muy frecuentes.

En pacientes en los que el bocio es tan grande que se introduce en la región retroesternal, la elevación de los brazos puede producir dificultad respiratoria, mareo, e incluso síncope.

La prevención de estas complicaciones se basa en un diagnóstico precoz y un correcto tratamiento médico. Si a pesar de ello se produce comprensión de estructuras vecinas, el tratamiento será quirúrgico.

*Tratamiento: El tratamiento del bocio depende de la causa que lo origina y de los síntomas que produce. Independientemente de la causa, si el bocio es muy grande y produce síntomas por comprensión (ronquera, dificultad para respirar o para tragar...) se suele realizar tratamiento quirúrgico, que consiste en la extirpación de una parte del tiroides (hemitiroidectomía) o de la totalidad de éste (tiroidectormía total). Es necesario valorar, en función de cada caso (edad, sexo, enfermedades previas...), los riesgos que puede conllevar la realización de cirugía.

Cuando el bocio no da síntomas la conducta terapéutica va a ser diferente. En algunos casos el tratamiento consiste únicamente en realizar un seguimiento del paciente cada cierto tiempo, vigilando así su evolución. El seguimiento de bocio difuso debe constar de una exploración física que incluya la exploración del tiroides y de los ganglios linfáticos, así como la valoración de los síntomas, signos y parámetros analíticos de disfunción tiroidea. Por tanto, es importante solicitar analíticas de control para ver la función del tiroides. El seguimiento se puede hacer cada varios meses o de forma anual, dependiendo de cada paciente.

Otra opción de tratamiento cuando el bocio no da síntomas se basa en la supresión de la secreción de TSH (hormona estimulante del tiroides, secretada por la glándula hipófisis) mediante la administración de una sustancia denominada levotiroxina sódica, que se administra en las fases tempranas del proceso, cuando no se ha establecido todavía la transformación nodular del tiroides. La terapia con levotiroxina tiende a abandonarse con el tiempo, ya que obliga a mantener el tratamiento de por vida (si se retira el tratamiento recurre el bocio), con los efectos secundarios a nivel cardíaco y óseo que conlleva.

La última opción terapéutica es la utilización de radioyodo (yodo131), que es el tratamiento de elección en pacientes de alto riesgo quirúrgico y clínica comprensiva. Puede presentar efectos secundarios, como inflamación del tiroides o hipotiroidismo.

*Prevención: En cuanto a la prevención del bocio, se pueden llevar a cabo diferentes acciones para evitar su aparición. En primer lugar, la medida más importante consiste en aportar los requerimientos mínimos de yodo para reponer las pérdidas urinarias. La OMS recomienda la ingesta de 100-150 microgramos al día o incluso 200 microgramos al día durante el embarazo o lactancia para prevenir trastornos producidos por el déficit de yodo. El contenido de yodo de los alimentos en general es bajo, siendo el pescado y la leche los más ricos en esta sustancia. No obstante, en países desarrollados la principal fuente de yodo es la sal.

Otra medida que se puede realizar es evitar bociógenos como fármacos (antitiroideos, sulfonilureas, amiodarona, expectorantes, isoniacidas, salicilatos...), la harina de soja, o el aceite de girasol.

7

Nódulo

*¿Qué es?: Es una neoplasia (protuberancia) en la glándula tiroides, que como recordamos está localizada en el cuello, exactamente por encima de donde se encuentran las clavículas en el centro.

*Causas: Los módulos tiroideos son neoplasias de células en la glándula tiroidea y pueden:

-No ser cáncer (benignos) o ser cáncer de tiroides.

-Estar llenos de líquidos (quistes).

-Ser un nódulo o un grupo de nódulos pequeños.

-Estar produciendo hormonas tiroideas (calientes) o no produciéndolas (fríos).

Los nódulos tiroideos son más comunes en las mujeres que en los hombres y la posibilidad de que se desarrollen se incrementa con la edad.

Sólo unos pocos nódulos tiroideos se deben a cáncer de tiroides. Un nódulo tiroideo tiene más probabilidades de ser canceroso si usted:

-Tiene un nódulo duro.

-Tiene un nódulo adherido a estructuras cercanas.

-Tiene antecedentes familiares de cáncer de tiroides.

-Ha notado un cambio en la voz.

-Es menor de 20 años o mayor de 70.

-Tiene antecedentes de exposición a la radiación en cabeza y cuello.

-Es de género masculino.

No siempre se encuentran las causas de los nódulos tiroideos, pero pueden abarcar:

-Enfermedad de Hashimoto.

-Deficiencia de yodo en la alimentación.3

Síntomas: La mayoría de los nódulos tiroideos son asintomáticos.

Los nódulos grandes pueden ejercer presión contra otras estructuras en el cuello, lo que provoca síntomas como:

-Bocio o una glándula tiroides agrandada o tumoraciones en el cuello.

-Ronquera o cambio de voz.

-Dolor en el cuello.

-Problemas respiratorios, especialmente al estar acostado.

-Dificultad para deglutir alimento.

Los nódulos que producen hormonas tiroideas probablemente provocarán síntomas de hipertiroidismo, como:

-Piel pegajosa y fría.

-Pulso acelerado.

-Aumento del apetito.

-Nerviosismo.

-Inquietud.

-Rubor o sofoco de la piel.

-Pérdida de peso.

-Períodos menstruales irregulares.

Los nódulos tiroideos se encuentran algunas veces en personas que padecen la enfermedad de Hashimoto, la cual puede causar síntomas de hipotiroidismo como:

-Piel seca.

-Hinchazón facial.

-Fatiga.

-Pérdida del cabello.

-Sentir frío cuando otras personas no lo sienten.

-Aumento de peso.

-Períodos menstruales irregulares.

*Tratamiento: El médico puede recomendar la cirugía para extraer parte o toda la glándula tiroides si el nódulo:

-Se debe a un cáncer de tiroides.

-Está causando síntomas como problemas para deglutir o respirar.

-No se puede diagnosticar como cáncer o no cáncer.

-Se cree que está produciendo demasiada hormona tiroidea.

Los pacientes con nódulos que estén produciendo demasiada hormona tiroidea se pueden tratar con yodo radiactivo. Este tratamiento reduce su tamaño y actividad. A las mujeres embarazadas no se les administra este tratamiento.

Tanto la cirugía para extirpar el tejido de la glándula tiroides como el tratamiento con yodo radiactivo pueden causar hipotiroidismo (tiroides hipoactiva) de por vida, lo cual necesita tratamiento con reemplazo de hormona tiroidea.

Para los nódulos benignos que no causan síntomas y no están creciendo, el mejor tratamiento puede ser:

-Control cuidadoso con un examen físico y ecografía.

-Una biopsia de la tiroides repetida de 6 a 12 meses después del diagnóstico, especialmente si el nódulo ha crecido.

Otro posible tratamiento es una inyección de etanol (alcohol) en el nódulo para reducirlo de tamaño.

*Pronóstico: Los nódulos tiroideos no cancerosos no son potencialmente mortales y muchos de ellos no requieren tratamiento. Los exámenes de control son suficientes.

El pronóstico para el cáncer de tiroides depende del tipo de cáncer. Con los tipos de cáncer de tiroides más comunes, el pronóstico es muy bueno después del tratamiento.

8

Tiroiditis

*¿Qué es?: Tiroiditis es un término general que se refiere a la "inflamación de la glándula tiroides". La tiroiditis incluye un grupo de trastornos individuales todos los cuales causan inflamación de la tiroides y como resultado producen distintas presentaciones clínicas. Por ejemplo, la tiroiditis de Hashimoto es la causa más común de hipotiroidismo en los Estados Unidos. La tiroiditis del post-parto, que causa una tirotoxicosis transitoria (niveles altos de hormona tiroidea en la sangre), seguida de hipotiroidismo transitorio, es una causa común de problemas de la tiroides después del parto. La tiroiditis subaguda es la causa principal de dolor en la tiroides. La tiroiditis también puede ocurrir en pacientes que toman los medicamentos interferón y amiodarona.

*Síntomas: No hay ningún síntoma que sea exclusivo de la tiroiditis. Si la tiroiditis causa daño y destrucción lenta y crónica de las células tiroideas, resultando en una caída en los niveles de hormona tiroidea en la sangre, los síntomas resultantes serán los del hipotiroidismo. Los síntomas típicos del hipotiroidismo incluyen fatiga, aumento de peso, estreñimiento, piel seca, depresión y poca tolerancia al ejercicio. Este sería el caso de los pacientes con tiroiditis de Hashimoto. Si la tiroiditis causa daño y destrucción rápida de las células tiroideas, la hormona tiroidea que normalmente se encuentra almacenada en la glándula se escapa aumentando los niveles de hormona tiroidea en la sangre, produciendo síntomas de tirotoxicosis, que son similares al hipertiroidismo. Estos síntomas con frecuencia incluyen ansiedad, insomnio, palpitaciones, fatiga, pérdida de peso e irritabilidad. Esto se ve en los pacientes con la fase tóxica de la tiroiditis subaguda no dolorosa, y la tiroiditis del post-parto. Los síntomas de tirotoxicosis e hipertiroidismo son idénticos, ya que ambas afecciones son el resultado de niveles altos de hormona tiroidea en la sangre. En el caso de la tiroiditis, se utiliza el término tirotoxicosis, ya que la glándula no está hiperactiva. En la tiroiditis subaguda no dolorosa y la tiroiditis del post-parto, la glándula tiroides con frecuencia queda sin hormona tiroidea a medida que la inflamación continúa, lo cual conduce a una caída en los niveles de hormona tiroidea en la sangre y a los síntomas de hipotiroidismo. Dolor en la tiroides puede verse en pacientes con tiroiditis subaguda.

Causas: La tiroiditis es causada por un ataque a la tiroides, que causa inflamación y daño de las células tiroideas. La mayoría de los casos de tiroiditis son causados por anticuerpos contra la tiroides. Como tal, la tiroiditis es con frecuencia una enfermedad autoinmune, como la diabetes juvenil y la artritis reumatoide. Nadie sabe el por qué algunas personas producen anticuerpos contra la tiroides, aunque esto tiende a suceder en familias. La tiroiditis también puede ser causada por una infección, tal como un virus o bacteria, que funciona igual que los anticuerpos causando inflamación de la glándula. Finalmente, drogas como el interferón y la amiodarona, pueden también producir daño a las células tiroideas y causar tiroiditis.

*Tipos y evolución clínica: La evolución de la tiroiditis depende del tipo de la misma:

-*Tiroiditis de Hashimoto*: Estos pacientes se presentan con hipotiroidismo, el cual generalmente es permanente.

-*Tiroiditis no dolorosa y tiroiditis del post-parto:* Estos trastornos son similares y siguen el mismo curso clínico de la tirotoxicosis seguida de hipotiroidismo. La única diferencia real entre ambas es que la tiroiditis del posparto ocurre después del nacimiento de un bebé mientras que la tiroiditis no dolorosa sucede en hombres y mujeres sin relación con el embarazo. No todos los pacientes demuestran evidencia de pasar por ambas fases; aproximadamente 1/3 de los pacientes manifestarán ambas fases mientras que 1/3 de los pacientes mostrarán solamente la fase tirotóxica o hipotiroidea. La fase tirotóxica dura de 1 a 3 meses y se asocia con síntomas generales de ansiedad, insomnio, palpitaciones (frecuencia cardíaca alta), fatiga, pérdida de peso e irritabilidad. La fase hipotiroidea típicamente ocurre de 1 a 3 meses después de la fase tirotóxica y puede durar hasta 9 a 12 meses. Los síntomas típicos incluyen fatiga, aumento de peso, estreñimiento, piel seca, depresión y poca tolerancia al ejercicio. La mayoría de los pacientes recuperarán su función tiroidea normal dentro de 12-18 meses de la aparición de los síntomas.

-Tiroiditis subaguda: Sigue el mismo curso clínico que la tiroiditis no dolorosa y la tiroiditis del post-parto, con la excepción de los síntomas de dolor de la tiroides. El dolor tiroideo en pacientes con tiroiditis subaguda generalmente sigue el mismo curso temporal de la fase tirotóxica (1 a 3 meses). Sin embargo, no todos los pacientes con dolor tiroideo necesariamente tendrán tirotoxicosis. Como se mencionó con la tiroiditis no dolorosa y la tiroiditis del post-parto, en la mayoría de los pacientes todas las anormalidades tiroideas se resolverán en 12 a 18 meses. La recurrencia de la tiroiditis subaguda es rara.

-*Tiroiditis inducida por drogas y radiación*: tanto la tirotoxicosis como el hipotiroidismo pueden verse en ambos trastornos. La tirotoxicosis usualmente es de corta duración. El hipotiroidismo inducido por drogas generalmente se resuelve al descontinuar la droga, mientras que el hipotiroidismo relacionado con la tiroiditis por radiación es generalmente permanente.

-*Tiroiditis aguda/infecciosa*: Los síntomas varían desde el dolor tiroideo, enfermedad sistémica, aumento de tamaño no doloroso de la tiroides e hipotiroidismo. Los síntomas generalmente desaparecen al resolverse la infección.

*Tratamiento: El tratamiento depende del tipo de tiroiditis y de la presentación clínica.

-*Tirotoxicosis:* Los beta-bloqueantes pueden ser útiles para reducir las palpitaciones y el temblor. A medida que los síntomas mejoran, el medicamento se va reduciendo gradualmente hasta descontinuarlo, ya que la fase tirotóxica es transitoria. Los medicamentos anti-tiroideos no se utilizan para la fase tirotóxica de la tiroiditis de cualquier tipo, ya que la tiroides no está hiperactiva.

-*Hipotiroidismo*: En el hipotiroidismo debido a la tiroiditis de Hashimoto se inicia tratamiento de sustitución de hormona tiroidea. En los pacientes sintomáticos que están en la fase hipotiroidea de la tiroiditis subaguda no dolorosa y del post-parto, el reemplazo de la hormona tiroidea también está indicado. Si el hipotiroidismo causado por estos últimos trastornos es leve y el paciente tiene pocos o ningún síntoma, entonces puede ser que no se necesite tratamiento alguno. Si se decide comenzar tratamiento con hormona tiroidea en pacientes con tiroiditis subaguda, no dolorosa y del post-parto, entonces dicho tratamiento deberá continuarse por aproximadamente 6-12 meses y luego se reducirá la dosis gradualmente para determinar si se necesita hormona tiroidea de forma permanente.

-*Dolor tiroideo*: El dolor asociado con la tiroiditis subaguda generalmente puede ser manejado con medicamentos anti-inflamatorios como la aspirina o el ibuprofeno. Ocasionalmente el dolor puede ser severo y requerir tratamiento con prednisona.

9

Cáncer de tiroides

<u>*Qué es:</u> El cáncer de tiroides es un tumor maligno que crece en el interior de la glándula tiroides.

La incidencia de esta neoplasia es baja, mayor en el sexo femenino, y se incrementa con la edad y en aquellos individuos con antecedentes de radioterapia en la zona cervical.

En general, la mayoría de los cánceres de tiroides suelen tener una evolución benigna, ya que el diagnóstico suele ser temprano. No obstante, es un tipo de cáncer que puede volver a aparecer pasados unos años.

*Síntomas: Algunos de los síntomas que nos pueden avisar de su presencia son:

-La aparición de una protuberancia en el cuello.

-Dolor frecuente en el cuello o en los oídos.

-Tener dificultades para tragar.

-Tener problemas para respirar con normalidad o sufrir asma constantemente.

-La voz se vuelve ronca.

-Padecer una tos que no se relaciona con haber cogido frío ni catarros.

-Muchas personas no notan ningún síntoma y es el médico el que descubre el tumor en un análisis rutinario.

*Causas: Las causas más frecuentes de cáncer de tiroides son:

-Exposición a radiaciones, principalmente cuando esto ocurre durante la infancia. Pueden pasar hasta 40 años desde la irradiación hasta la aparición del cáncer. La incidencia de cáncer aumenta con la dosis de radiación recibida.

-Los niveles muy elevados de TSH pueden influir en el crecimiento de algunos de los carcinomas que se desarrollan a partir de bocios.

-El 20% de los carcinomas medulares presenta un mecanismo de transmisión hereditaria.

-El linfoma tiroidea se asocia con la tiroiditis de Hashimoto.

-Antecedentes familiares de cáncer de tiroides.

-Tener más o menos de 70 y 20 años.

-Ser hombre.

-Nódulo palpable reciente, de crecimiento rápido e indoloro.

-Ronquera o parálisis de las cuerdas vocales.

-Tamaño de más de 4 centímetros.

-Adenopatías palpables.

-Fijación a estructuras profundas (no desplazable con la deglución).

*Tipos: Los tipos de cáncer de tiroides más habituales son:

-*Tumores metastásicos*: El tiroides es una localización habitual de metástasis, principalmente de los siguientes cánceres primarios:

·Melanoma

·Carcinoma de pulmón

·Cáncer de mama

·Cáncer de esófago

-*Carcinoma papilar*: Es el carcinoma tiroideo más frecuente (puede constituir hasta el 70% de los cánceres de tiroides). Su incidencia es mayor en la mujer, en las personas con antecedentes de irradiación cervical, y en la cuarta década de la vida, aunque se observa con notable frecuencia en la infancia.

Es un tumor bien diferenciado, y presenta característicamente imágenes en vidrio esmerilado. Con frecuencia se observan calcificaciones (también llamadas cuerpos de psamoma).

Este tipo de tumor puede metastatizar precozmente en los ganglios cervicales (es muy raro que se produzca metástasis a través de la sangre en este tumor), siendo frecuente su diagnóstico por el estudio de una adenopatía cervical, sin otra sintomatología acompañante.

La clínica normalmente consiste en la presencia de un único nódulo tiroideo, que resulta indoloro y tiene un crecimiento muy lento. En ocasiones hay adenopatías cervicales indoloras, con o sin nódulo tiroideo.

En fases avanzadas, tras años de evolución, pueden producirse metástasis.

-*Carcinoma folicular*: Sigue en frecuencia al papilar, pero aparece en personas más mayores, de unos 50 años, y es más frecuente en pacientes con bocio.

Es muy diferenciado, y puede llegar a ser como el tiroides normal, por eso es más difícil su diagnóstico histológico, aunque a veces se observan unas células típicas, llamadas células de Hürthle. Se ha detectado que su pronóstico es algo peor que el del resto de los carcinomas foliculares.

El carcinoma folicular se propaga fundamentalmente por vía hematógena (a través de la sangre), principalmente a pulmón y hueso (las metástasis pueden ser la primera manifestación clínica) y, menos, por vía linfática, es decir, al revés que el carcinoma papilar. Por lo demás, la clínica es muy parecida a la del carcinoma papilar: un nódulo tiroideo indoloro, de consistencia variable, aunque normalmente duro, sobre un bocio preexistente o sobre una tiroides sana.

-*Carcinoma anaplásico*: Constituye el 10% de las neoplasias malignas del tiroides. Es un carcinoma indiferenciado de gran malignidad que procede también de las células foliculares, con una incidencia máxima después de los 65 años.

Se asocia a tiroides con alteraciones previas, principalmente carcinomas papilares y foliculares.

No tiene cápsula, y aparece como una masa pétrea que invade otras estructuras. Las células, a diferencia de los tumores anteriormente citados, son atípicas.

Las metástasis ganglionares y a distancia aparecen precozmente, por lo que pueden estar presentes al realizarse el diagnóstico.

La clínica se caracteriza por la aparición de un tumor cervical anterior, que suele ser doloroso, que crece rápido y tiene consistencia dura y pétrea.

-*Carcinoma medular*: Procede de las células parafoliculares tiroideas o células C, productoras de calcitonina, es decir, que tiene un origen distinto a los anteriores tumores. Además, es un típico que entre las células haya una sustancia (amieloide), que facilite su identificación histológica.

Puede aparecer a cualquier edad, pero es más frecuente a partir de los 50 años y, como los anteriores, es más común en mujeres, aunque con menos diferencia.

Al igual que el carcinoma anaplático, origina metástasis tempranamente, tanto por vía linfática como sanguínea, por lo que la clínica también será parecida al anterior tumor, es decir, un nódulo (normalmente de crecimiento lento) con metástasis a pulmón, hueso e hígado. Normalmente son estas metástasis las que manifiestan síntomas que, tras investigar, conducen al diagnóstico de carcinoma de tiroides.

Es además un dato curioso que un porcentaje considerable de pacientes presenten también como síntoma diarrea, aunque la patogenia de este proceso no está aún muy clara.

Por último, con respecto a este carcinoma, al diagnosticarlo hay que hacer un estudio familiar para determinar la calcitonina basal y poder hacer un diagnóstico precoz de otros posibles familiares afectados, ya que en algunos casos presenta asociación familiar.

-*Linfoma tiroideo*: Más frecuente en mujeres de edad avanzada y que en ocasiones han padecido previamente un tipo de enfermedad benigna de tiroides, la tiroiditis de Hashimoto.

La clínica es parecida a la del carcinoma anaplásico, pero en este caso el crecimiento es más lento.

*Pronóstico: La evolución y el pronóstico de las diferentes neoplasias del tiroides dependen básicamente del tipo y del estadio en el momento del diagnóstico.

Clasificación en orden de menor a mayor grado de malignidad:

-Carcinoma papilar

-Carcinoma folicular

-Carcinoma medular

-Carcinoma anaplásico

-Linfoma

Tratamiento: A modo resumen, el tratamiento básico de los diferentes cánceres de tiroides es el siguiente:

1. *Carcinomas papilar y folicular:* tiroidectomía casi total, administración de Iodo 131 y hormonas tiroideas a dosis supresoras de la TSH.

2. *Carcinoma anaplásico*: radiaciones externas, quimioterapia.

3. *Carcinoma medular*: tiroidectomía total con eliminación ganglionar.

4. *Linfoma*: radiaciones externas, quimioterapia.

Estas son las técnicas terapéuticas:

-*Cirugía:* Pilar básico de la terapéutica del cáncer de tiroides, ya que su finalidad es la de eliminar todo el tumor o la mayor parte de este.

En los carcinomas papilar y folicular, el tratamiento de elección es quitar la glándula casi en su totalidad, junto con ganglios si estos se encuentran afectados.

En el carcinoma medular también hay que quitar la glándula, junto con la extirpación profiláctica de los ganglios (por su alta frecuencia de afectación), ya que además en este caso es la única posibilidad de curación, porque ni el radioyodo ni las hormonas tiroideas ayudan a controlar la enfermedad.

En el carcinoma anaplásico y en el linfoma, la cirugía suele ser poco útil, y hay ocasiones en las que el tratamiento se basará en intervenciones de carácter paliativo.

Si la PAAF realizada ofreciese dudas, o presentara características foliculares o no concluyentes, con un factor de alto riesgo para lesión maligna, se podría llevar a cabo una extirpación amplia de la lesión, pero sin quitar toda la glándula, realizando posteriormente una biopsia de la pieza, para determinar cómo continuar el tratamiento.

-*Radioyodo*: Los carcinomas papilar y folicular captan yodo 131, y la administración de radioyodo sirve para facilitar la eliminación de los restos tiroideos después de la cirugía.

-*Tratamiento con hormonas tiroideas*: La administración de hormonas tiroideas es obligatoria tras la extirpación de la glándula tiroides.

En los pacientes intervenidos por carcinoma anaplásico, medular o linfoma, la hormonoterapia se utiliza para evitar un posible hipotiroidismo, sin embargo, en el papilar y folicular se emplea también para suprimir la secreción hipofisaria de TSH (habrá que administrar dosis superiores que en los casos anteriores).

La radioterapia externa normalmente solo se usa (y en ocasiones seleccionadas) con finalidad paliativa, ya que no surte efecto para destruir los tumores. Si se puede tener efecto curativo si se asocia a quimioterapia en los linfomas tiroideos; sin embargo, en los carcinomas medulares suele resultar poco efectiva.

*Seguimiento: Según el tipo de cáncer de tiroides se requiere un seguimiento concreto por parte del especialista médico.

 -*Carcinomas papilar y folicular*: Unas semanas después de la cirugía se realiza "captación corporal con yodo" y, en base al resultado, se indica la dosis de yodo 131 a administrar; una vez administrado el radioyodo comienza el tratamiento con hormonas tiroideas y, tras unos meses, se realizan determinaciones de hormonas tiroideas, TSH, tiroglobulina, anticuerpos antitiroglobulina y otro rastreo de yodo.

Si con estas pruebas no se detecta enfermedad, se pautarán controles evolutivos cada 4- 6 meses. Además, suele practicarse una radiografía de tórax anual. Y como las recurrencias suelen darse en los 10 primeros años se suelen determinar hormonas tiroideas, TSH, tiroglobulina y anticuerpos antitiroglobulina anualmente, hasta el sexto año, momento en que la determinación será bianual hasta los 10 años, y el rastreo con yodo se hará hasta los cinco, siete y nueve años.

 -*Carcinoma anaplásico*: El tratamiento suele ser paliativo, por lo que el principal seguimiento se hará para controlar la sintomatología que produzca el tumor.

 -*Carcinoma medular*: Se realiza determinación de calcitonina plasmática cada 6-12 meses, ya que el aumento en sus niveles suele indicar metástasis, por lo que si no hay evidencia de enfermedad, pero la calcitonina está aumentada, se realizan pruebas para localizar el tumor. También se determinan otros marcadores como el CEA (antígeno carcinoembrionario), porque aunque no es tan específico, aumenta cuando hay un tumor. En caso de que se detecte un tumor, habrá que realizar cirugía de nuevo con la mayor extirpación posible.

-_Linfoma tiroideo_: Se realizan pruebas para determinar otras posibles localizaciones del tumor.

10

Dieta especial para sobrepeso derivado de problemas tiroideos

1º Semana

Esta primera semana es la más complicada, pues vamos a cambiar de golpe nuestros hábitos, y también vamos a echar de menos algunos alimentos, que poco a poco, y semana a semana, vamos a ir añadiendo a la dieta, pues debemos ir incorporando todo de tal manera que el cuerpo lo acepte y metabolice bien y no produzca el tan temido aumento de peso.

En esta semana hay dos tipos de alimentos, los que se pueden tomar a cualquier hora y la cantidad que desees y los que debes tomar todos los días pero sólo la cantidad especificada.

-Alimentos permitidos a cualquier hora y cantidad

  *Carne de todo tipo

  *Hígado, riñón y sesos

  *Jamón serrano (no comer el tocino)

  *Jamón york

  *Lomo embuchado

  *Lacón (sólo o con un poco de aceite y especias)

  *Queso 250gr a la semana (semi/curado)

  *Pescado de todo tipo

  *Marisco sin concha (todos excepto almejas y mejillones)

*Sepia y calamar a la plancha (prohibido rebozado)

*Conservas de pescado (sin tomar el aceite que tenga la lata)

*Caldos desgrasados

*Huevos cocidos (prohibido fritos)

-Alimentos a tomar todos los días en las siguientes cantidades:

*Un plato de verduras al día (excepto patatas, guisantes y tomates). Puede ser en ensalada o verduras a la plancha.

*Una pieza de fruta al día (excepto uva, higos y frutas tropicales salvo el kiwi)

*Una rebanada de pan bimbo sin corteza o dos rebanadas de pan tostado (Puedes ponerle cualquier alimento de los permitidos, y recuerda que no puedes utilizar tomate, mermelada ni mantequilla)

-Bebida:

  *Debes beber 2 litros de agua al día.

  *Sólo medio vaso de leche desnatada al día (si quieres puedes ponerle sacarina pero nunca azúcar, al menos por el momento)

  *Coca-cola light o Zero, toda la cantidad que desees

  *Café o infusiones

  *Nestea light o tés de Trina de sabores

En esta primera semana se suele perder unos 2 o 3 kilos, porque cogemos al cuerpo por sorpresa, pero claro está que no todas las semanas vas a perder lo mismo, pues el cuerpo nota que algo está pasando y opone "resistencia", pero hay que tener paciencia y perderemos de media de 500 gr a 1 kilo.

2º Semana

Esta semana, con diferencia de la primera, está prohibido tomar queso, lomo embuchado, atún, bonito, caballa, melva y salmón.

En cambio se añade a la dieta el tomate, los quesitos light, margarina Ligeresa, yogures desnatados y un poco más de pan.

Otra diferencia de esta semana es que hay que hacer tanto el desayuno, como la media mañana y la merienda estrictamente como pone. Con respecto al almuerzo y la cena, puedes fabricarlo como quieras con los alimentos permitidos.

-Desayuno: 1 vaso entero de leche desnatada, 2 biscotes o una rebanada de bimbo acompañado de aceite, tomate, quesitos light o margarina.

-Media mañana: Una fruta (recuerda que no puede ser fruta tropical, uvas e higos) y un yogur desnatado.

-Almuerzo: se divide en dos platos

   *1º plato: Un plato de verduras (excepto habas, guisantes y maíz)

   *2º plato: Un plato a elegir entre →pescado blanco, ternera, pavo, pollo o huevos hervidos (máximo 7 a la semana)

Si un día te apetece comer algo más de pan en la comida, puedes sustituir el segundo plato por 3 pan tostados o si prefieres tomar fruta, lo sustituyes por 2 piezas de fruta.

-Merienda: debes elegir entre una pieza de fruta o un yogur, pero no ambos

A partir de aquí hay que dejar transcurrir 3 horas desde la merienda a la cena, pues a las últimas horas del día el cuerpo tarda más en metabolizar las calorías, y debemos darle tiempo para trabajar.

-Cena:

 *Alimentos prohibidos: fruta, verdura, pan y leche

 *Alimentos que se pueden tomar en las cantidades que se quiera y mezclados como quieras →ternera, pavo, pollo, jamón york, jamón serrano(sin el tocino), pescado blanco, sepia a la plancha, calamar a la plancha, bacalao, gambas, caldos desgrasados y huevos cocidos.

Bebida: Se puede tomar toda la cantidad que se quiera de →agua, coca-cola light o zero, nestea light, té de trina, café e infusiones sin azúcar.

Al término de esta semana, no te extrañes de haber perdido poco peso, pues el cuerpo se pone en "alerta" al descubrir que está recibiendo menos comida, pero no bajes el ánimo, pues ésta es una carrera de fondo, lo ideal es perder el peso de manera segura, para evitar el indeseable efecto rebote.

3º Semana

Ésta semana toca dieta mixta, que consiste en llevar durante toda la semana una dieta de calorías, excepto uno, en el que se hará una dieta hipocarbonada. El día lo eliges a tu elección, pero mucho ojo a hacerlo sólo un día. No te pienses que cuantos más hagas, más peso perderás, pues si lo haces más de un día conseguirás el efecto contrario, engordar. Así que elige el día de dieta hipocarbonada, sabiendo que podrás hacerla perfectamente tal como pone.

La dieta que hay que seguir durante 6 días es ésta:

-Desayuno:

　*Café con leche o medio vaso de leche desnatada

　*2 biscotes o 1 rebanada de pan bimbo sin corteza con tomate, aceite, quesitos light, paté light o margarina

-Media mañana: una pieza de fruta y un yogur desnatado

-Almuerzo:

   *1º plato: verduras (excepto habas y guisantes)

   *2º plato: elegir entre ternera, pavo, pollo o dos piezas de fruta (en esta semana no puedes comer pescado ni huevos en el almuerzo)

-Merienda: una pieza de fruta o un yogur

-Cena:

   *1º plato: elegir entre ensalada de lechuga, pepino y tomate, o un gazpacho, una crema o un consomé (sin echarle nada de pasta)

   *2º plato: elegir entre pescado blanco, 2 yogures desnatados, tortilla francesa o con verduras, o tres biscotes (con aceite, tomate, quesito light, paté light o margarina)

El día de dieta severa deberás hacerla así:

-En este día no puedes tomar nada de pan, yogur, fruta y verdura

-Sólo se permite un vaso de leche en el desayuno

-Los alimentos de esta lista los puedes tomar como quieras durante este día:

*Pescado de todo tipo (también el enlatado)

*Sepia y calamar a la plancha (no está permitido el pulpo)

*Marisco sin concha

*Ternera, pavo y pollo

*Jamón york y jamón serrano (no se puede tomar lomo embuchado)

*Caldos desgrasados

*Huevos

La bebida es todos los días igual e idéntica a todas las semanas

Esta semana es más eficaz que la anterior y por lo tanto se pierde más peso. Aunque éste no sea tu caso, y esta semana no has perdido nada o poco, no te desanimes, pues el cuerpo se comporta de forma que una semana no pierde lo necesario y a la siguiente notas un gran cambio. Así que date tiempo, pues el hipotiroidismo es así, pero ya irás cogiéndole el "truquillo".

4º Semana

Ésta semana es exactamente igual que la 1º semana, pero vamos a recordarla:

-Alimentos permitidos a cualquier hora y cantidad

   *Carne de todo tipo

   *Hígado, riñón y sesos

   *Jamón serrano (no comer el tocino)

   *Jamón york

   *Lomo embuchado

   *Lacón (sólo o con un poco de aceite y especias)

   *Queso 250gr a la semana (semi/curado)

   *Pescado de todo tipo

   *Marisco sin concha (todos excepto almejas y mejillones)

   *Sepia y calamar a la plancha (prohibido rebozado)

*Conservas de pescado (sin tomar el aceite que tenga la lata)

*Caldos desgrasados

*Huevos cocidos (prohibido fritos)

-Alimentos a tomar todos los días en las siguientes cantidades:

*Un plato de verduras al día (excepto patatas, guisantes y tomates). Puede ser en ensalada o verduras a la plancha.

*Una pieza de fruta al día (excepto uva, higos y frutas tropicales salvo el kiwi)

*Una rebanada de pan bimbo sin corteza o dos rebanadas de pan tostado (Puedes ponerle cualquier alimento de los permitidos, y recuerda que no puedes utilizar tomate, mermelada ni mantequilla)

-Bebida:

*Debes beber 2 litros de agua al día.

*Sólo medio vaso de leche desnatada al día (si quieres puedes ponerle sacarina pero nunca azúcar, al menos por el momento)

*Coca-cola light o Zero, toda la cantidad que desees

*Café o infusiones

*Nestea light o tés de Trina de sabores

¡Ánimo!, ya queda un poco menos. Sigue con ánimo y perseverancia.

5º Semana

Ya hemos logrado pasar el mes de dieta, y vemos como más rápido o más lento, vamos bajando de peso, que es lo verdaderamente importante. Aquí va la dieta de esta semana, hay que tener en cuenta, y es muy importante que esta semana no se puede comer jamón de ningún tipo, ni york, ni serrano ni nada parecido. La buena noticia es que esta semana tenemos una comida o cena extra, en la que podrás comer lo que quieras, que a estas alturas de dieta, seguro que tienes muchas ideas en mente.

-Desayuno:

*Café con leche o medio vaso de leche desnatada

*2 biscotes o 1 rebanada de pan bimbo sin corteza con tomate, aceite, quesitos light, paté light o margarina

-Media mañana: una pieza de fruta y un yogur desnatado

-Almuerzo:

  *1º plato: verduras (excepto habas y guisantes)

  *2º plato: elegir entre ternera, pavo, pollo o dos piezas de fruta (en esta semana no puedes comer pescado ni huevos en el almuerzo)

-Merienda: una pieza de fruta o un yogur

-Cena:

  *1º plato: elegir entre ensalada de lechuga, pepino y tomate, o un gazpacho, una crema o un consomé (sin echarle nada de pasta)

  *2º plato: elegir entre pescado blanco, 2 yogures desnatados, tortilla francesa o con verduras, o tres biscotes (con aceite, tomate, quesito light, paté light o margarina)

6º Semana

Ésta semana es prácticamente igual que la segunda.

Esta semana

está prohibido tomar queso, lomo embuchado, atún, bonito, caballa, melva y salmón.

En cambio se añade a la dieta el tomate, los quesitos light, margarina Ligeresa, yogures desnatados y un poco más de pan.

Otra diferencia de esta semana es que hay que hacer tanto el desayuno, como la media mañana y la merienda estrictamente como pone. Con respecto al almuerzo y la cena, puedes fabricarlo como quieras con los alimentos permitidos.

-Desayuno: 1 vaso entero de leche desnatada, 2 biscotes o una rebanada de bimbo acompañado de aceite, tomate, quesitos light o margarina.

-Media mañana: Una fruta (recuerda que no puede ser fruta tropical, uvas e higos) y un yogur desnatado.

-Almuerzo: se divide en dos platos

  *1º plato: Un plato de verduras (excepto habas, guisantes y maíz)

  *2º plato: Un plato a elegir entre →pescado blanco, ternera, pavo, pollo o huevos hervidos (máximo 7 a la semana)

Si un día te apetece comer algo más de pan en la comida, puedes sustituir el segundo plato por 3 pan tostados o si prefieres tomar fruta, lo sustituyes por 2 piezas de fruta.

-Merienda: debes elegir entre una pieza de fruta o un yogur, pero no ambos

A partir de aquí hay que dejar transcurrir 3 horas desde la merienda a la cena, pues a las últimas horas del día el cuerpo tarda más en metabolizar las calorías, y debemos darle tiempo para trabajar.

-Cena:

   *Alimentos prohibidos: fruta, verdura, pan y leche

   *Alimentos que se pueden tomar en las cantidades que se quiera y mezclados como quieras →ternera, pavo, pollo, jamón york, jamón serrano(sin el tocino), pescado blanco, sepia a la plancha, calamar a la plancha, bacalao, gambas, caldos desgrasados y huevos cocidos.

Bebida: Se puede tomar toda la cantidad que se quiera de →agua, coca-cola light o zero, nestea light, té de trina, café e infusiones sin azúcar.

7º Semana

Esta semana, volverá a ser dieta mixta, excepto dos días en que será dieta severa. Asegúrate de elegir bien los días, ya que debes hacerlo tal como pone.

-Desayuno:

*Café con leche o medio vaso de leche desnatada

*2 biscotes o 1 rebanada de pan bimbo sin corteza con tomate, aceite, quesitos light, paté light o margarina

-Media mañana: una pieza de fruta y un yogur desnatado

-Almuerzo:

*1º plato: verduras (excepto habas y guisantes)

*2º plato: elegir entre ternera, pavo, pollo o dos piezas de fruta (en esta semana no puedes comer pescado ni huevos en el almuerzo)

-Merienda: una pieza de fruta o un yogur

-Cena:

 *1º plato: elegir entre ensalada de lechuga, pepino y tomate, o un gazpacho, una crema o un consomé (sin echarle nada de pasta)

 *2º plato: elegir entre pescado blanco, 2 yogures desnatados, tortilla francesa o con verduras, o tres biscotes (con aceite, tomate, quesito light, paté light o margarina)

Los dos días de dieta severa deberás hacerlos así:

-En este día no puedes tomar nada de pan, yogur, fruta y verdura

-Sólo se permite un vaso de leche en el desayuno

-Los alimentos de esta lista los puedes tomar como quieras durante este día:

   *Pescado de todo tipo (también el enlatado)

   *Sepia y calamar a la plancha (no está permitido el pulpo)

   *Marisco sin concha

   *Ternera, pavo y pollo

   *Jamón york y jamón serrano (no se puede tomar lomo embuchado)

   *Caldos desgrasados

   *Huevos

La bebida es todos los días igual e idéntica a todas las semanas

8º Semana

Es exactamente igual que la 7º semana, pero debes pesarte y ver en que situación estás, para así hacer esta semana.

  *Si has bajado de peso, tendrás que hacer la misma dieta de la semana pasada, incluyendo sólo un día de cambio de dieta, y lo puedes hacer el día que te venga mejor.

  *Si estás en el mismo peso o has engordado, debes hacer la misma dieta de la semana pasada, incluyendo sólo un día de cambio de dieta, pero debes quitar todo el pan de por la noche.

Esta semana también puedes hacer una comida o cena extra.

Aquí te vuelvo a dejar la dieta de la semana pasada.

-Desayuno:

  *Café con leche o medio vaso de leche desnatada

*2 biscotes o 1 rebanada de pan bimbo sin corteza con tomate, aceite, quesitos light, paté light o margarina

-Media mañana: una pieza de fruta y un yogur desnatado

-Almuerzo:

   *1º plato: verduras (excepto habas y guisantes)

   *2º plato: elegir entre ternera, pavo, pollo o dos piezas de fruta (en esta semana no puedes comer pescado ni huevos en el almuerzo)

-Merienda: una pieza de fruta o un yogur

-Cena:

*1º plato: elegir entre ensalada de lechuga, pepino y tomate, o un gazpacho, una crema o un consomé (sin echarle nada de pasta)

*2º plato: elegir entre pescado blanco, 2 yogures desnatados, tortilla francesa o con verduras, o tres biscotes (con aceite, tomate, quesito light, paté light o margarina)

El día de dieta severa deberás hacerla así:

-En este día no puedes tomar nada de pan, yogur, fruta y verdura

-Sólo se permite un vaso de leche en el desayuno

-Los alimentos de esta lista los puedes tomar como quieras durante este día:

*Pescado de todo tipo (también el enlatado)

*Sepia y calamar a la plancha (no está permitido el pulpo)

*Marisco sin concha

*Ternera, pavo y pollo

*Jamón york y jamón serrano (no se puede tomar lomo embuchado)

*Caldos desgrasados

*Huevos

La bebida es todos los días igual e idéntica a todas las semanas

9º Semana

Ésta semana es la última de dieta, y es exactamente igual que la anterior tercera semana, incluiremos un día de cambio (dieta severa), el que más nos convenga, asegurándonos de que vamos a hacer la dieta bien.

¡Ánimo! Ya la próxima semana empezamos nuestras cuatro semanas de mantenimiento.

-Desayuno:

  *Café con leche o medio vaso de leche desnatada

  *2 biscotes o 1 rebanada de pan bimbo sin corteza con tomate, aceite, quesitos light, paté light o margarina

-Media mañana: una pieza de fruta y un yogur desnatado

-Almuerzo:

  *1º plato: verduras (excepto habas y guisantes)

*2º plato: elegir entre ternera, pavo, pollo o dos piezas de fruta (en esta semana no puedes comer pescado ni huevos en el almuerzo)

-Merienda: una pieza de fruta o un yogur

-Cena:

*1º plato: elegir entre ensalada de lechuga, pepino y tomate, o un gazpacho, una crema o un consomé (sin echarle nada de pasta)

*2º plato: elegir entre pescado blanco, 2 yogures desnatados, tortilla francesa o con verduras, o tres biscotes (con aceite, tomate, quesito light, paté light o margarina)

El día de dieta severa deberás hacerla así:

-En este día no puedes tomar nada de pan, yogur, fruta y verdura

-Sólo se permite un vaso de leche en el desayuno

-Los alimentos de esta lista los puedes tomar como quieras durante este día:

  *Pescado de todo tipo (también el enlatado)

  *Sepia y calamar a la plancha (no está permitido el pulpo)

  *Marisco sin concha

  *Ternera, pavo y pollo

  *Jamón york y jamón serrano (no se puede tomar lomo embuchado)

  *Caldos desgrasados

  *Huevos

La bebida es todos los días igual e idéntica a todas las semanas

Mantenimiento

Enhorabuena si has llegado hasta aquí, y si lo has hecho todo bien, habrás comprobado los buenos resultados de esta dieta. Ahora toca el mantenimiento. No le quites la importancia que tiene, ya que si volvemos a comer como siempre de repente, todos nuestros esfuerzos serán en vano y no nos servirá la dieta para nada.

El mantenimiento consta en principio de 4 semanas, en las que vamos a ir incluyendo poco a poco todos los alimentos que hasta ahora hemos tenido restringidos. Si una semana cogemos peso, deberemos repetirla antes de continuar con la siguiente, en cambio si el peso se mantiene o perdemos, podremos continuar. Esto es muy importante hacerlo como se ha indicado, pues debemos adaptarnos al ritmo de nuestro cuerpo a la hora de incorporar los alimentos.

La dieta sería así:

*1º semana: incluiremos arroz. Puedes tomarlo como más te guste: cocido, paella, frito... será sólo una vez en la semana, y puede ser como comida o cena, según tu gusto.

  *2º semana: incluiremos la pasta. Puede ser macarrones, espaguetis, raviolis e incluso una pizza. Será sólo una vez a la semana, y puede ser como comida o cena, según tu gusto.

  *3º semana: incluiremos la patata. Puede ser asada, cocida e incluso frita, como más te guste. Será sólo una vez a la semana, y puede ser como comida o cena, según tu gusto.

  *4º semana: incluiremos las legumbres. Puede ser la que más te guste y tomarlas como quieras. Será sólo una vez a la semana, y puede ser como comida o cena, según tu gusto

El resto de días de la semana, deberás hacer una dieta mixta, como ésta:

-Desayuno:

  *Café con leche o medio vaso de leche desnatada

*2 biscotes o 1 rebanada de pan bimbo sin corteza con tomate, aceite, quesitos light, paté light o margarina

-Media mañana: una pieza de fruta y un yogur desnatado

-Almuerzo:

  *1º plato: verduras (excepto habas y guisantes)

  *2º plato: elegir entre ternera, pavo, pollo o dos piezas de fruta (en esta semana no puedes comer pescado ni huevos en el almuerzo)

-Merienda: una pieza de fruta o un yogur

-Cena:

*1º plato: elegir entre ensalada de lechuga, pepino y tomate, o un gazpacho, una crema o un consomé (sin echarle nada de pasta)

*2º plato: elegir entre pescado blanco, 2 yogures desnatados, tortilla francesa o con verduras, o tres biscotes (con aceite, tomate, quesito light, paté light o margarina)

Si al final de la dieta y el mantenimiento has logrado llegar a tu peso saludable, ¡Enhorabuena!, si no ha podido ser así, no te preocupes, a veces el camino es más largo, pero como has podido ver, no es imposible. Si necesitas perder más peso, puedes volver a empezar la dieta desde el principio.

11

Otros títulos de la autora

-Una vida inesperada

-¡Sé feliz! Es gratis

-Trastornos tiroideos: La guía definitiva

www.ingramcontent.com/pod-product-compliance
Lightning Source LLC
Chambersburg PA
CBHW072305200526
45168CB00014B/668